PARALLÈLE

DES

DIFFÉRENTES INTERVENTIONS CHIRURGICALES

DANS

L'OSTÉOMYÉLITE AIGUE

RÉSULTATS STATISTIQUES

PAR

Paul PION,

Docteur en médecine de la Faculté de Paris,
Ex-interne des hôpitaux de Poitiers,
Lauréat de l'Ecole de médecine, premier prix (1875-1876).

PARIS

A. PARENT IMPRIMEUR DE LA FACULTE DE MEDECINE
29-31, RUE MONSIEUR-LE-PRINCE, 29-31

1880

PARALLÈLE

DES

DIFFÉRENTES INTERVENTIONS CHIRURGICALES

DANS

L'OSTÉOMYÉLITE AIGUE

RÉSULTATS STATISTIQUES

PAR

Paul PION,

Docteur en médecine de la Faculté de Paris,
Ex-interne des hôpitaux de Poitiers,
Lauréat de l'Ecole de médecine, premier prix (1875-1876).

PARIS

A. PARENT IMPRIMÉUR DE LA FACULTE DE MEDECINE

29-31, RUE MONSIEUR-LE-PRINCE, 29-31

1880

A LA MEMOIRE DE MON PÈRE

A MA MÈRE

A MON BEAU-FRÈRE, M. PIERRE DECHERAT

A MES PARENTS

A MES AMIS

Pion.

A MES MAITRES

DE L'ÉCOLE DE MÉDECINE DE POITIERS

A M. LANNELONGUE

Professeur agrégé de la Faculté de médecine de Paris,
Chirurgien de l'hôpital Sainte-Eugénie,
Chevalier de la Légion d'honneur.

M. LE PROFESSEUR PANAS

Membre de l'Académie de médecine,
Chirurgien de l'Hôtel-Dieu,
Chevalier de la Légion d'honneur.

PARALLELE

DES

DIFFÉRENTES INTERVENTIONS CHIRURGICALES

DANS

L'OSTÉOMYÉLITE AIGUE

RÉSULTATS STATISTIQUES

L'ostéomyélite aiguë a été, depuis le commencement de ce siècle, l'objet de nombreux et importants travaux.

Etudiée tour à tour sous le nom de périostite rhumatismale, périostite phlegmoneuse (Schutzemberger); périostité diffuse (Holmes); périostite phlegmoneuse diffuse (Giraldès); périostite maligne (Volkmann); abcès sous-périostiques aigus, ostéomyélite spontanée diffuse, typhus des membres (Chassaignac); ostéomyélite (Demme); décollement aigu des épiphyses, méningo-ostéo-phlébite (Klose); ostéïte épiphysaire aiguë des adolescents (Gosselin) ; ostéo périostite juxta-épiphysaire (Gamet) ; ostéo-périostite dia–épiphysaire (Salès) ; ostéo-périostite (Droin) ; ostéite aiguë chez les enfants (Spillmann) ; inflammation pseudo-rhumatismale des os et des articulations chez les adolescents, (Roser) ; Osteité juxta-épiphysaire (Ollier) ; ostéo-périostite purulente aiguë (Poncet) ostéite phlegmoneuse diffuse ; (Ranvier) ; fièvre de croissance des adolescents (Richet) ; elle a été reprise dernièrement et traitée d'une facon remarquable, par notre savant maître le Dr Lannelongue, sous le titre d'ostéomyélite aiguë pendant la croissance.

Les différents points de vue auxquels se sont placés les auteurs expliquent les nombreuses désignations qui ont été employées pour caractériser cette maladie.

Parmi ces nombreux synonymes nous croyons devoir retenir celui d'*ostéo-myèlite aiguë*, parce qu'il nous semble être l'expression la plus générale et la plus commune de cette affection.

Après les nombreuses descriptions qui en ont été données, après les mémorables discussions qui ont eu lieu à l'Académie de médecine à différentes époques, à la Société de chirurgie en 1879 ; il est bien peu de points qui n'aient été sondés et approfondis : aussi n'avons-nous pas l'espoir de présenter la question sous un jour nouveau. Notre but se résume à *montrer les résultats obtenus par les différents traitements chirurgicaux.*

Notre statistique porte sur un total de 140 observations empruntées aux mémoire de Morven Smith, aux deux mémoires de Chassaignac, aux deux publications de Bœckel, aux monographies de Louvet, Culot Gmael,

Martin, Salès, Wormser, au travail de M. Lannelongue qui ne renferme pas moins de 24 observations, aux bulletins de la Société de chirurgie, de la Société anatomique et à différentes publications périodiques. Nous y ajouterons quelques faits nouveaux recueillis à l'hôpital Sainte-Eugénie dans le service de M. Lannelongue, auquel nous offrons ici nos remercîments pour la bienveillance avec laquelle il nous a accueilli et guidé dans notre entreprise.

Nous serons heureux si nous avons atteint notre but et si, malgré l'ennui qui s'attache presque toujours à une longue énumération de chiffres, nous avons pu retenir l'attention de quelques lecteurs et leur être de quelque utilité.

CAS NON TRAITÉS CHIRURGICALEMENT.

Notre intention étant de nous occuper surtout des cas où il y a eu intervention chirurgicale, nous ne ferons que signaler ceux que nous avons rencontrés en faisant nos recherches et où il n'a été fait aucun emploi de l'instrument tranchant. Ces observations sont relativement rares : les quelques exemples que nous avons recueillis ont été publiés par Stone, Larmande, Thaon, Marcano, Martinet, Droin et MM. Bouchut et Lannelongue. La marche rapide des accidents, l'apparition des phénomènes septicémiques ont empêché, le plus souvent, le chirurgien d'intervenir.

L'âge des sujets varie dans les limites suivantes :

3 de 10 à 15 ans.

5 » 15 » 20 —

1 » 25 » 30 —

1 » » 33 —

Les os affectés ont été 4 fois le fémur, 1 fois le tibia, 1 fois l'humérus, 2 fois le radius, enfin simultanément ou consécutivement 1 fois le calcanéum et la clavicule, 1 fois le fémur, la clavicule et la symphyse du pubis.

Dans tous la mort a été le terme de la maladie ; elle a eu lieu 3 fois avant le cinquième jour, 2 fois du cinquième au dixième, 3 fois du dixième au quinzième. Cependant Droin cite un cas où elle n'est survenue que le vingt-quatrième jour.

La guérison peut, bien que rarement, succéder à la maladie comme l'atteste le fait publié par M. Bouchut dans la Gazette des hôpitaux de 1874.

Périostite phlegmoneuse aiguë.

(Résumé, *Gaz. des hôp.*, 1874, p. 161), Marie L... 5 ans 1/2, début le 15 juillet.

Le 18, la malade présente une tuméfaction de tout le moignon de l'épaule gauche ; rougeur, gonflement et douleur sur tout le cou-de-pied gauche ; rougeur et tuméfaction avec douleur assez vive à la partie dorsale du troisième métarcarpien et de l'articulation métacarpo-phalangienne du médius.

Fièvre. — Température 40°,2.

Traitement. — Onctions mercurielles, bain simple.

Le 20. — L'épaule et le pied sont moins douloureux; le gonflement de la main a augmenté.

Le 24. — Le gonflement a presque complètement disparu du côté du bras gauche. Les mouvements sont de plus en plus faciles. Même état à peu près de la main droite et du pied gauche.

Le 14 août. — Il reste à peine un léger gonflement de la tête du métarcarpien; la pression n'y détermine plus de douleur. Les mouvements de l'articulation correspondante sont tout à fait libres. L'enfant est rendue à ses parents.

Cette terminaison est exceptionnelle; il se forme presque toujours des collections purulentes qui appellent l'intervention chirurgicale.

INCISION.

Chassaignac, partant de cette opinion, que l'inflammation peut atteindre seulement le périoste et se manifester par des abcès sous-périostiques, ou bien affecter en même temps l'os et la moelle et déterminer l'ostéo-myélite, concluait dans le premier cas à l'ouverture de l'abcès, dans le second à l'amputation du membre.

Depuis le moment où parut son mémoire (1), cette pratique fut généralement adoptée; aussi trouvons-nous un

(1) Gaz. méd., 1854, nos des 15 et 19 août, 9 et 16 septembre.

assez grand nombre d'observations dans lesquelles ces opérations ont été pratiquées.

Nous avons pu en rassembler 84 ayant trait à l'incision.

Dans ces 84 observations l'âge des sujets varie de la façon suivante :

    2 de 1 à 5 ans.   5 de 20 à 25 ans.
   16 » 5 » 10 —   3 »   » 32 —
   28 » 10 » 15 —   3 » 40 » 50 —
   27 » 15 » 20 —

La fréquence de cette maladie, entre 10 et 20 ans, ressort de l'exposé de ces chiffres : tandis qu'aux autres époques de la vie elle ne figure que pour 29 cas, dans cette période limitée de dix ans nous en comptons 55.

Les os affectés et que nous plaçons par ordre de fréquence, on été :

Isolément.

Os longs.		Os courts et os plats.	
Fémur.	32	Omoplate	2
Tibia.	14	Os iliaque	2
Humérus.	7	Frontal.	1
Péroné.	5	Rotule	1
Radius.	1	3me vertèbre lomb.	1
Clavicule	1		

Os affectés simultanément ou consécutivement.

2 fémurs.	Tibia et péroné.
Fémur et péroné.	2 tibias et clavicule.

Fémur et tibia.	Humérus et tibia.
Fémur et clavicule.	Tibia et cubitus. 2 fois.
Membre supérieur et	Tibia et omoplate.
inférieur droit.	Tibia et 1ʳᵉ phalange du
2 tibias.	gros orteil.
Tibias et fémur, 3 fois.	Sternum et péroné.

17 fois sur 84, la maladie s'est manifestée sur plusieurs os. Cette proportion est considérable et il est bon de la remarquer, car elle a une valeur réelle pour l'appréciation du mode de traitement. Toujours, ou à de très rares exceptions près, la maladie s'est primitivement montrée sur un seul os : ce n'est que plus tard qu'on l'a vue apparaître à une distance plus ou moins éloignée.

L'époque de l'incision a eu lieu :

10 fois	du 1ᵉʳ	au 5ᵉ	jour				
44	» 5ᵉ	» 10ᵉ	»	2 fois du	20ᵉ	» 25ᵉ
16	» 10ᵉ	» 15ᵉ	»	4 »	25ᵉ	» 30ᵉ
6	» 15ᵉ	» 20ᵉ	»	2 »	30ᵉ	» 35ᵉ

C'est donc du cinquième au quinzième jour, mais principalement vers le huitième, que se fait cette opération : à ce moment la présence du pus est assez manifeste pour ne plus permettre de doute sur son existence.

Les résultats consignés dans les observations que nous avons réunies sont les suivants :

51 malades ont succombé.

33 étaient considérés comme guéris ou convalescents.

Sur les 51 malades qui ont succombé :

2 étaient âgés de	1 à 5 ans.	2 de 20	à 25.
11	—	5 » 10	»	3 »	» 32.
14	—	10 » 15	»	1 »	» 41.
17	—	15 » 20	»	1 »	» 48.

L'affection semble avoir été plus meurtrière après 30 ans, car sur les six cas que nous avons signalés, cinq se sont terminés par la mort.

Les os affectés se divisent ainsi :

Isolément.

Fémur 18
Tibias.................... 6
Humérus 5
Clavicule 1
Omoplate.................. 2
Os iliaque................ 2
Frontal 1
3ᵉ vertèbre lombaire.... 1

Simultanément ou consécutivement.

2 fémurs.

Fémur et péroné.

Fémur et tibia.

Fémur et clavicule.

Membre supérieur et inférieur droit.

2 tibias.

Tibia et fémur.

Tibia et péroné.

2 tibias et clavicule.

Humérus et tibia.

Tibia et omoplate.

Tibia et 1ʳᵒ phalange du gros orteil.

Sternum et péroné.

Tibia et fémur.

Tibia et fémur.

L'incision de l'abcès avait été faite :

4 fois du 1ᵉʳ au 5ᵉ jour   4 fois du 15ᵉ au 20ᵉ.
28   —   5ᵉ » 10ᵉ »   2   —   20ᵒ » 25ᵒ.
8   —   10ᵒ » 15ᵉ »   5   —   25· » 35ᵒ.

La mort est survenue :

5 fois du 5ᵉ au 10ᵉ jour   14 fois de 1 à 1 mois 1ⁱ2.
10 —   10ᵉ » 15ᵉ   »   1   —   2 » 1ⁱ2.
5 —   15ᵉ » 20ᵉ   »   1   —   3 »
6 —   20ᵉ » 25ᵉ

On peut donc évaluer à un mois et demi la durée totale et la plus longue de la maladie, lorsque, traitée par incision, la mort doit en être le terme; la mortalité cependant est un peu plus considérable pendant la première moitié. Dans les cas plus heureux où la guérison a succédé à la maladie, l'âge des sujets a été :

5 fois de 5 à 10 ans   3 fois de 20 à 25 ans.
14   » 10 » 15 »   1   »   » 44 »
10   » 15 » 20 »

Les os malades étaient :

Fémur ..... 14 fois.   Humérus......... 2 fois.
Tibia .... 8 »   Radius .... 1 »
Péroné..... 5 »   Rotule........... 1 »
        Tibia et cubitus...... 2 fois.

L'incision avait eu lieu :

3 fois avant le   5ᵉ jour. 4 fois du 15ᵉ au 20ᵉ
18 »   du 5ᵉ au 10ᵉ »   1   »   20ᵉ » 25ᵉ
6 »   du 10ᵉ » 15ᵉ »   1   »   25ᵉ » 30ᵉ

Après cet exposé, nous croyons nécessaire, pour nous faire une idée exacte du mot guérison que nous avons employé et qui termine les observations auxquelles nous avons emprunté nos renseignements, de montrer comment a eu lieu cette guérison. Nous suppléerons ainsi à une lacune que nous nous sommes vu obligé de laisser dans cette étude; nous voulons parler de la durée totale de la maladie lorsque, combattue par l'incision, son issue est favorable.

Sur 33 cas de guérison,

6 malades étaient guéris, *sans nécrose ou sans hyper-ostose signalées*, 2 au bout d'un mois, 4 au bout d'un mois et demi.

6 après guérison survenue de un mois à un mois et demi du début, conservaient des *hyperostoses* plus ou moins étendues.

4 étaient seulement convalescents au moment où les observations ont été communiquées.

7 ont vu les phénomènes inflammatoires disparaître, mais conservaient des *trajets fistuleux*.

1 considéré comme guéri d'une ostéomyélite aiguë du tibia, éprouve une nouvelle poussée vers la clavicule et voit un abcès se former.

1 après guérison apparente, éprouve, deux mois plus tard, un retour aigu et succombe.

1 est atteint de nouveau et dans le même point après une guérison qui s'est maintenue deux ans.

7 ont été guéris après *nécrose* et élimination plus ou moins étendue de l'os malade. Tel, ce fait de M. Marjolin (1) : Un jeune garçon de 13 ans est atteint le 4 juillet ; le 9 on ouvre un abcès au niveau de la malléole externe gauche.

Au bout de quelques temps, le péroné semble se recouvrir de bourgeons charnus rosés. Avec le stylet et le doigt on a la sensation d'un velouté, et le péroné n'est plus à nu, quoique le périoste soit décollé. On croit que la réparation se fait ; mais au bout d'une huitaine de jours tout a changé d'aspect : le doigt, à travers la plaie, sent l'os sec à nu.

---

(1) Augé. Abcès sous-périostiques aigus. Th. Paris, 1862, p. 53.

Le 12 septembre, l'os est devenu mobile et, à l'aide d'une pince, on retire la moitié inférieure du péroné moins l'épiphyse inférieure. La moitié supérieure, moins l'épiphyse supérieure, est enlevée de la même façon le 3 octobre.

Lorsque les plaies furent fermées, on sentait, sur le côté du tibia, un corps dur et plat formé par le péroné en voie de reproduction.

Nous donnerions le droit de nous accuser de pessimisme, si nous nous arrêtions sur ce fait. Le plus souvent la guérison a lieu sans que la nature soit obligée de recourir à des résections aussi étendues. Les observations de MM. Verneuil, Le Fort, Berger (2), tendent à prouver que la guérison peut survenir sans nécrose, ou, du moins, sans nécrose appréciable. Quoi qu'il en soit nous voyons, dans l'exposé qui précède, sept cas où la nécrose est signalée et sept où les trajets fistuleux nous semblent devoir être rattachés à une élimination lente des parcelles osseuses. Ces chiffres sont encore insuffisants pour donner une idée exacte de la fréquence avec laquelle se produit la nécrose; car il n'est pas douteux qu'elle ait eu lieu, même d'une façon sensible, dans plusieurs des observations où elle n'est pas relatée.

En résumé, dans l'ostéomyélite aiguë, l'incision, considérée au point de vue de ses résultats, est une opération grave parce qu'elle est insuffisante.

Même employée à une époque rapprochée du début de la maladie, elle ne suffit généralement pas pour enrayer les progrès du mal.

(1) Bulletin de la Société de chirurgie, 1879.

Dans les cas où elle modifie l'inflammation des parties molles, le plus souvent, elle n'empêche pas la continuation des phénomènes qui se passent vers l'os et la moelle et qui se traduisent par la nécrose et des abcès intraosseux.

Elle favorise la septicémie et le transport de la maladie à d'autres os en créant, chez le chirurgien, une quiétude nullement fondée ; quiétude sans laquelle il aurait recours soit à la trépanation, soit à l'amputation afin d'enlever le foyer infectieux. Elle ne met point à l'abri des récidives comme il est facile de s'en convaincre par la lecture des observations publiées par MM. Lannelongue et Comby (1).

TRÉPANATION.

En 1839, Morven Smith (de Baltimore) communiquait à l'Académie de médecine quatre observations d'ostéomyélite aiguë, dans lesquelles il avait pratiqué la perforation des os et obtenu une prompte guérison.

Ces faits passèrent presque inaperçus, ou du moins, l'exemple du chirurgien américain ne fut pas immédiatement suivi ; car jusqu'à ces derniers temps nous ne trouvons qu'un fait analogue publié en 1869 dans la Gazette

(1) De l'ostéomyélite chronique ou prolongée, extrait des Arch. gén de méd., 1879.

de Strasbourg (1), et consigné dans le second mémoire de Bœckel en 1870.

C'est à M. Lannelongue que revient l'honneur d'avoir attiré l'attention sur une pratique qui peut donner d'excellents résultats, par les différentes discussions qu'il a soulevées à l'Académie de médecine et à la Société de chirurgie et par son important travail sur l'ostéomyélite aiguë pendant la croissance.

Nous possédons seize observations dans lesquelles la trépanation a été pratiquée.

L'âge des sujets varie de la façon suivante :

1.........à 2 ans 1/2   6 de 10 à 15 ans.
6 de 5 à 10 ans   3 » 15 à 20 ans.

Les os affectés ont été :

Os longs isolément.	Os simultanément.	Os plat.
Fémur...... 2	Tibia et humérus droit	omoplate...1
Tibia....... 9	Radius et péroné gauche	
Péroné..... 3		

Toutes les opérations ont eu lieu du 3e au 9e jour.

Le résultat a été :

10 guérisons avec ou sans hyperostoses ; une seule fois un trajet fistuleux a persisté pendant trois mois et demi.

1 guérison, la trépanation ayant été accompagnée d'évidement.

3 fois la trépanation a été insuffisante et il a fallu recourir à une autre opération.

2 morts.

Dans les dix cas de guérison les os atteints étaient deux

(1) Gaz. de Strasbourg., 1869, p. 85.

fois le fémur, cinq fois le tibia, trois fois le péroné, une fois l'omoplate. La guérison a eu lieu au bout de vingt-cinq jours à un mois et demi ; dans un cas cependant elle n'a été complète qu'après deux mois et demi.

La trépanation a échoué, une fois sur le fémur, deux fois sur le tibia et a nécessité deux fois l'amputation de la jambe qui a été pratiquée avec succès, une fois la désarticulation de la cuisse suivie de mort, par hémorrhagie, une heure après l'opération.

Les cas de mort ont trait, l'un à un enfant de 8 ans affecté d'ostéomyélite aiguë du tibia, dont l'abcès fut ouvert le septième jour et qui mourut le dixième ; l'autre à un enfant de 8 ans et demi qui mourut ving-quatre jours après le début de la maladie. Au moment de l'opération, faite sur le tibia, l'humérus et le péroné étaient atteints par la lésion.

Nous comptons donc un total de 11 succès contre 5 échecs ; car nous croyons devoir ranger parmi les cas de guérison celui où, en même temps que la trépanation, l'évidement a eu lieu. Du reste nous publions plus loin cette observation afin d'édifier le lecteur sur la nature et la valeur de l'opération.

Cette proportion est bien différente de celle que fournit l'incision, même accompagnée de drainage et d'injections médicamenteuses. Encore la mortalité ne figure-t-elle dans ces 5 insuccès que pour 2 cas ; car, à propos de l'incision, nous n'avons point signalé les opérations qui ont eu lieu consécutivement : nous aurons, du reste, occasion d'y revenir d'une façon spéciale au chapitre des amputations.

Ces résultats nous semblent un argument sérieux que l'on peut invoquer en faveur du siège primitif de la lésion.

Ostéomyélite aiguë du péroné — Trépanation.
Guérison.

Aigle (Berthe), âgée de 13 ans, entre le 26 février 1880 à l'hôpital Sainte-Eugénie, salle Sainte-Eugénie.

Cette enfant est d'assez belle apparence, elle ne présente pas de traces de scrofule ni de rhumatisme. Toute jeune elle a eu la rougeole, la petite vérole vers l'âge de 2 à 3 ans, la fièvre typhoïde à 9 ans. Dans l'intervalle de ces maladies elle dit avoir eu une robuste santé. Ses parents paraissent être sains.

Elle habite au quatrième étage un logement sec, aéré, exposé au soleil ; elle a une bonne hygiène, mange de la viande et boit du vin tous les jours.

L'enfant travaille avec sa belle-mère à la couture, sort peu, ne se fatigue jamais.

C'est dans ces conditions que le 21, dans l'après-midi, elle a ressenti des élancements, qui revenaient par excès, dans la moitié inférieure de la jambe gauche. La nuit fut bonne cependant et le lendemain, dimanche, l'enfant qui se trouvait à Clichy, chez une de ses tantes, put prendre le chemin de fer pour rentrer chez elle ; elle dut aller à pied de la gare de Lyon chez elle, boulevard Mazas ; dans ce trajet elle souffrit beaucoup. A partir de ce moment les douleurs augmentent, les nuits deviennent mauvaises, il y a de l'insomnie, du délire, de l'agitation avec de la fièvre, surtout mercredi où un rebouteur. croyant avoir affaire à quelque déplacement articulaire. se livre à toutes sortes de manœuvres sur le pied malade.

La nuit de mercredi à jeudi est un peu moins mauvaise

Pion.   2 et jeudi la petite malade se présente à la consultation et entre dans le service de M. Lannelongue.

Le vendredi matin, 26 février, voici ce que l'on constate :

Une rougeur et un gonflement du tiers inférieur de la face externe de la jambe du côté gauche, quelques veines bleuâtres rampent sous la peau ; tout mouvement du pied est impossible ; l'enfant redoute le moindre attouchement de la partie malade.

Lorsqu'on suit avec le doigt le péroné, la pression développe de la sensibilité osseuse immédiatement au-dessus de la tête de cet os ; à ce niveau il faut exercer une certaine pression pour provoquer de la douleur, mais à mesure qu'on descend, la sensibilité devient de plus en plus marquée. A partir de la moitié de l'os, la moindre pression arrache des cris de douleur à la petite malade surtout au niveau du tiers inférieur du péroné.

L'état général est assez satisfaisant, elle a 38° comme température axillaire ; pas de toux, pas de vomissements. M. Lannelongue diagnostique une ostéomyélite du péroné et, bien qu'on ne puisse percevoir de franche fluctuation, annonce qu'on trouvera assurément un abcès sous-périosté.

Opération. — Il applique une bande d'Esmarck et fait une incision de 10 centimètres environ à la partie inférieure de la jambe, sur le péroné même. Au-dessous de la peau gonflée et œdématiée, on aperçoit une membrane grisâtre qui n'est autre chose que le périoste soulevé. Dès que cette membrane est incisée, il s'écoule un véritable flot de pus sanieux, couleur chocolat, qui paraît surtout provenir du voisinage de l'espace interosseux.

3 couronnes de trépan sont appliquées sur l'os et donnent issue à un pus non jaunâtre et bien lié, mais sanieux
et en tout pareil à celui de l'abcès sous-périostique.

La dénudation du péroné paraît s'étendre assez loin,
par en bas, et il se pourrait que l'articulation fût envahie.

On fait le pansement de Lister.

Le soir la température monte à 39°8.

Puis, dès le lendemain, la température tombe et tout va
aussi bien que possible.

Le 15 mai. La plaie est à peu près complètement cica-
trisée ; l'état général de l'enfant est des plus satisfaisant ;
aucun trajet fistuleux. L'extrémité inférieure du péroné
n'est pas sensiblement augmentée de volume, quelques
accidents ont entravé la guérison. La plaie s'est recouverte
pendant plusieurs jours de fausses membranes et il s'est
développé une arthrite que l'immobilisation seule a suffi
à faire disparaître.

*Périostite phlegmoneuse — Trépanation du tibia gauche
Amputation de la jambe droite.*

(Résumé, *Gazette de Strasbourg* 1869, p. 85, Bœckel).
Un enfant de 16 ans (Joseph Hebling) est atteint de périostite phlegmoneuse du tibia droit.

9 jours après le début, Herrgott fait une large incision
qui va jusqu'à l'os, mais qui commence un peu au-dessous
du point le plus empâté, de peur de trop se rapprocher
du genou. On ne tombe dans aucun foyer purulent, mais
le périoste est épaissi et se détache facilement de l'os.

L'opération ne soulage pas le malade.

La jambe gauche se prend à son tour et un abcès se forme en moins de 24 heures. Plusieurs débridements donnent issue au pus.

A la suite de ces opérations, les douleurs ont un peu diminué et le malade peut dormir quelques heures la nuit, mais la fièvre est toujours intense.

Bœckel, consulté par Schützemberger et Herrgott, proposa d'appliquer le trépan sur la jambe gauche, opération qui fut faite, séance tenante, par Herrgott, 3 jours après la manifestation des premiers phénomènes dans cette région.

Dans la moitié de son épaisseur l'os est nécrosé et ne donne pas de sang sous l'action de l'instrument ; mais en pénétrant plus profondément, il survient une hémorrhagie abondante. La moelle paraît saine, d'un rouge vif et on n'y trouve pas de trace de pus. En conséquence on renonce, pour le moment, à pratiquer la même opération à droite.

Vers la fin du mois on s'aperçoit d'une déformation considérable de la jambe droite qui exécute un mouvement de rotation en dehors. La tubérosité du tibia fait une saillie assez considérable sous les téguments du côté externe.

Deux couronnes de trépan sont appliquées sur la face interne du tibia droit, l'une à cinq, l'autre à dix centimètres du genou ; à l'ouverture du canal médullaire, il s'échappe un flot de pus verdâtre et crémeux.

Plus tard une arthrite purulente force à recourir à l'amputation qui, du reste, a été suivie de succès.

Le tibia examiné après l'amputation est réduit, dans son tiers moyen, en petites esquilles qui ont été retirées antérieurement ou qui tombent au moment de la dissection. Le tiers supérieur est nécrosé presque en entier, à l'exception d'une coque mince formée, d'un côté par les surfaces articulaires, et, de l'autre, par le point d'attache du ligament rotulien. Le séquestre est très mobile dans sa capsule qui présente de larges ouvertures irrégulières sur les faces antérieures et postérieures. A la partie inférieure la nécrose a certainement commencé par le canal médullaire et n'a atteint que la moitié interne de l'os ; la moitié externe, renforcée par des dépôts calcaires mamelonnés, emprisonne étroitement les parties mortes. Il existe là également un certain nombre d'ouvertures, dans la capsule séquestrale, qui permettent d'arriver sur les parties nécrosées.

Plusieurs conclusions importantes ressortent de la lecture de cette observation.

1° La trépanation, pratiquée de bonne heure sur le tibia gauche, a suffi pour enrayer le progrès du mal et hâter la guérison, tout en conservant le membre affecté. Il est probable que son résultat eût été le même si on y eut eu recours plus tôt du côté opposé.

2° Tardivement l'opération a été insuffisante pour permettre l'élimination des séquestres volumineux qui s'étaient formés dans le canal osseux, d'où continuation du travail local et par suite arthrite suppurée.

3° Elle n'a diminué en rien les chances attachées à une opération nouvelle.

La gravité de la trépanation est en réalité peu considérable et on ne s'explique l'emploi tardif qui en a été fait que par les opinions qui longtemps ont prévalu sur la nature de la maladie.

Le plus souvent, en effet, on considérait les accidents qui se produisent vers les os comme un phénomène secondaire, une propagation de l'inflammation du périoste. Si l'on ajoute à cette opinion, généralement répandue, la difficulté que l'on éprouve à établir, par le diagnostic, l'inflammation ou la présence du pus dans les parties constituantes du cylindre osseux ; on ne peut s'étonner de ce que cette idée d'ouvrir les os n'ait pas été émise et employée plus tôt.

Aujourd'hui que par les résultats même de l'opération, le siège intra-osseux de la maladie semble bien établi, que la fréquence des guérisons est devenue numériquement appréciable, il n'y a plus à hésiter à attaquer de bonne heure l'os lui-même. La dernière raison que l'on pouvait invoquer pour motiver ses craintes n'existe plus, savoir l'inflammation possible de la moelle mise en contact avec l'air extérieur, car, des expériences faites par M. Colin et communiquées le 1ᵉʳ juillet 1879 à l'Académie de médecine, il résulte :

1° Que la trépanation des os des membres sur tous les sujets jeunes comme adultes, la moelle restant exposée à l'air, ne suffit pas pour déterminer une ostéomyélite appréciable.

2° Que l'action de l'air, de ses germes, de ses poussières, ne peuvent donner à l'ostéomyélite la forme suppurante et provoquer des accidents putrides.

Les avantages de cette méthode sont assurément indéniables ; elle entrave les progrès de la maladie en supprimant l'obstacle contre lequel lutte l'inflammation ; elle empêche, dans beaucoup de cas, les phénomènes septicémiques de se produire en créant une voie par laquelle les collections purulentes, renfermées dans le canal osseux, peuvent s'évacuer au dehors. Ainsi se trouve réalisé le but vers lequel tend la nature et que le chirurgien doit toujours avoir en vue au moment où il va intervenir.

La diminution de la douleur, l'amendement rapide des symptômes généraux, tels sont les résultats qui, dans la majorité des cas, ont suivi cette pratique.

Un fait bien remarquable frappe à la lecture des seize observations qui font l'objet de cette étude : nous ne voyons pas un seul cas où la maladie se soit montrée sur un os éloigné, et chaque fois qu'elle a pris de l'extension, c'est toujours dans la continuité et non par transport, s'il nous est permis d'employer cette expression.

Dans l'une des observations que nous avons empruntées au travail de M. Lannelongue (obs. VII) où la trépanation a été pratiquée et suivie de mort, trois os étaient déjà atteints avant l'entrée des malades à l'hôpital : le tibia, le péroné et l'humérus.

De toutes les opérations employées pour remédier à l'ostéomyélite, elle est celle qui nous semble le mieux répondre au but que poursuit le chirurgien : conserver le plus possible.

« Dès que le diagnostic de l'affection est établi, dit M. Lannelongue, la trépanation de l'os est la seule méthode dont l'opportunité et les indications soient indéniables. L'affection ayant une origine constante à l'une des extrémités des diaphyses, c'est en ce point que les désordres seront le plus accusés au début comme plus tard ; c'est là le premier lieu pour la trépanation. Mais une simple ouverture sera le plus souvent insuffisante ; elle le sera toujours si le décollement du périoste ou l'abcès périostique s'étend sur une certaine longueur de la diaphyse. D'où la nécessité d'en pratiquer une seconde : cette seconde ou verture est d'autant plus nécessaire que, chez les jeunes sujets, le canal médullaire n'arrive pas jusqu'aux épiphyses : par suite la première ouverture au lieu d'élection ne saurait l'atteindre.

La seconde trépanation devra prendre la direction de ce canal toujours placé au centre du cylindre ; une seule incision suffit pour pratiquer ces deux trépanations que je place d'habitude à un pouce l'une de l'autre.

La présence d'un abcès sous-périostique n'est nullement nécessaire pour l'application du procédé : on peut même assurer que la trépanation sera d'autant plus efficace qu'on y aura plus promptement recours.

Chaque os présente à ses extrémités une région où l'on arrive par une voie plus facile que l'on devra suivre.

Dans l'ostéomyélite du crâne, la trépanation est la seule ressource qui soit offerte pour l'évacuation des collections intra-crâniennes.

Telles sont les règles formulées par notre savant maître et que nous nous sommes fait un devoir de reproduire ici. Elles remplissent une lacune qu'indiquait M. le professeur Gosselin lorsqu'il prononçait ces paroles à l'Académie de médecine : « Maintenant que l'opération est proposée avec succès à l'appui par un chirurgien aussi sérieux que M. Lannelongue, il ne s'agit plus que de la régulariser en en faisant un moyen de diagnostic en même temps qu'un moyen de traitement. »

ÉVIDEMENT

La trépanation seule peut n'être pas toujours suffisante, surtout lorsque la maladie date de plusieurs jours, et qu'il s'est formé dans la diaphyse de l'os des séquestres trop volumineux pour pouvoir traverser les orifices du trépan ou trop irréguliers pour cheminer jusqu'à cet orifice. Il reste encore une ressource, avant de recourir aux grandes mutilations, nous voulons parler de l'évidement. Cet évidement ne diffère de celui employé contre l'ostéomyélite prolongée que par l'époque à laquelle on l'applique : tandis que l'un se fait alors que les phénomènes inflammatoires sont tombés et qu'il reste des fistules, l'autre se pratique à une époque rapprochée du début.

Trépanation et évidement sont deux procédés qui s'enchaînent et se complètent : le premier tend à sacrifier peu, le second à conserver. Nous avons tenu à ne les point séparer ; mais comme les faits observés dans ce sens font défaut, nous ne pouvons asseoir aucune donnée statistique et nous nous bornons à publier l'observation suivante.

Ostéomyélite aiguë du tibia. — Trépanation et évidement.
Guérison.

Didier (Marie-Louise), âgée de 9 ans, entrée le 18 mars 1880 à l'hôpital Sainte-Eugénie, salle Sainte-Eugénie n° 26.

Le 6, cette enfant a fait un faux pas dans un escalier, mais n'est pas tombée ; elle a continué à marcher sans souffrir.

Le 7, au matin, elle a été prise de douleurs et n'a pu se lever ; les douleurs occupaient la partie supérieure de jambe du côté droit.

Le 18 mars, il existe un gonflement marqué de la partie supérieure de la jambe droite, le gonflement est diffus, sans limites brusques, il part du genou, vers sa partie moyenne et descend jusqu'au cou-de-pied ; mais il est beaucoup plus prononcé vers le tiers supérieur. La peau qui recouvre la partie tuméfiée est rouge, luisante ; dans le tiers supérieur cette rougeur a un peu le caractère angioleucitique. Du côté du genou le gonflement s'arrête à la partie moyenne ; il ne comprend pas la peau et les parties molles, on ne trouve pas d'épanchement dans l'articulation. Au-devant du genou, on tombe sur une poche qui descend jusqu'à la partie moyenne de la jambe, cet abcès sous-périostique contourne le membre et proémine au dehors dans l'espace interosseux, de même qu'en dedans il se prolonge du côté du creux poplité. Diagnostic : ostéomyélite diaphysaire du tibia, franchement fluctuante et datant de 9 jours.

Opération. — M. Lannelongue incise la poche à sa partie supérieure le long de la face interne du tibia. Le sommet de cette incision correspond à peu près au bord inférieur du sommet de la rotule. Sur cette incision verticale, une seconde incision horizontale, partant du bord antérieur de la jambe, forme un T. L'abcès est ouvert et il en sort un quart de litre de pus au moins.

Dans l'épiphyse, au-dessus de la diaphyse, non loin du

cartilage dirthrodial, M. Lannelongue ouvre l'os avec le trépan. Il donne issue à du sang d'abord, puis à une certaine quantité de pus en détruisant les lamelles du tissu spongieux. Il fait alors une large brèche d'environ un centimètre de long sur un centimètre de large et lacère le tissu spongieux.

Par la même incision et un pouce plus bas, il fait un trou dans le canal diaphysaire, trou d'environ huit millimètres de diamètre. Enfin à la limite de l'abcès, en bas, l'incision est prolongée et l'os ouvert ; la valeur d'un dé à coudre de pus s'écoule.

L'opération est complétée et les différentes indications remplies, du côté de la poche et de l'os, par l'ouverture de la poche, en arrière, vers le creux poplité ; en dedans, en face du péroné. — Drainage.

Quelques jours après l'opération les surfaces osseuses dénudées se vascularisent et présentent une teinte rosée ; les bords de la plaie bourgeonnent.

Le 2 avril, les plaies sont presque complètement fermées par le développement des bourgeons charnus, la suppuration est peu abondante.

Le 7 avril, l'enfant se porte bien ; la plaie continue à bourgeonner et l'on retire deux drains. Le décollement qui s'étendait jusqu'au creux poplité est complètement disparu.

Le 22 avril, on retire le dernier drain en laissant un fil d'argent dans son trajet.

RÉSECTION

Depuis longtemps la résection des extrémités ou du corps des os longs a été conseillée et mise à exécution en vue de parer aux suites de l'ostéomyélite.

Un nombre assez considérable de résections sous-périotées ont été faites par Larghi, Borelli, Creus y Manso de Grenade, Meyer de Wurtzbourg, Ollier, etc. ; mais elle n'avait pas été employée dans la première phase de l'ostéomyélite.

Holmes, en 1865 (1), à la suite d'un fait heureux, se montra ardent partisan de cette opération ; depuis lors elle a été répétée avec un égal succès par Letenneur de Nantes, Giraldès, Perrier, Le Fort, Duplay, Lannelongue.

L'observation de Holmes a trait à un enfant de dix ans, affecté le 15 mars, subitement et sans cause connue, d'un gonflement du cou-de-pied gauche suivi d'un gonflement de la jambe L'ouverture de l'abcès, faite le 20, n'arrête pas les progrès de la maladie.

Le 15 avril, Holmes fait une longue incision sur le tibia et décolle le périoste, adhérent encore à la face postérieure de l'os. La scie à chaîne, passée sous le tibia, le divise près de son extrémité supérieure ; le segment saisi avec de fortes pinces est détaché de l'épiphyse supérieure à l'aide de quelques mouvements. La même manœuvre

(1) Lhe Lancet, 1866.

est répétée pour le segment inférieur. La partie de l'os, ainsi enlevée, mesurait sept pouces un tiers.

Le 1ᵉʳ novembre, le tibia était remplacé par une masse de même forme, un peu plus épaisse et moins régulière cependant. La mensuration attestait un raccourcissement de un pouce et demi, l'enfant marchait à l'aide d'une canne et était en parfaite santé.

John-Macdougall rapporte un fait analogue. Il s'agit d'un enfant de 7 ans atteint de périostite phlegmoneuse du tibia et réduit à l'état le plus grave. Environ un mois après le début, le chirurgien pratiqua la résection sous-périostée du tibia. Neuf mois après l'opération, la reproduction osseuse était complète et l'enfant marchait avec agilité. Il existait seulement un raccourcissement de un quart de pouce.

L'observation de M. le professeur Le Fort est encore plus remarquable, car, après l'extraction de la clavicule, cet os se reproduisit avec sa forme et sa longueur primitive ; mais au bout de quelques mois une nouvelle atteinte eut lieu du côté du fémur et de l'os iliaque, le malade mourut.

Il n'en est pas toujours ainsi comme le prouve l'observation de Letenneur (de Nantes). Le tibia se reproduisit à ses deux extrémités, mais à sa partie moyenne le périoste se réduisit à une sorte de cordon analogue aux tendons et nécessita une nouvelle opération.

Ostéomyélite de l'extrémité supérieure de l'humérus gauche. — Résection. — Mort.

Raquet (Auguste), entre le 14 février 1880 à l'hôpital Sainte-Eugénie, salle Napoléon.

Cet enfant a eu, comme maladies, depuis son enfance, la rougeole vers l'âge de 18 mois et la petite vérole à l'âge de cinq ans. Jamais il n'a éprouvé de douleurs rhumatismales ; il n'a point de gourmes, ni d'engorgements ganglionnaires.

Il habite au troisième étage un logement sain ; sa nourriture est assez bonne.

Les père, mère, frères, sœurs ne présentent rien de particulier. L'enfant va à l'école, n'exerce aucun métier fatigant et fait de la gymnastique comme les autres enfants de son âge.

Le 17 janvier, étant monté sur un tas de sable, il glisse et tombe.

Pendant les 9 jours qui suivent, l'enfant continue à aller à l'école et se porte comme d'habitude.

Le mercredi 4 février, à l'école, on le force à faire de la gymnastique, malgré une douleur vive qu'il ressent à l'épaule gauche. Il survient alors des élancements douloureux au niveau du deltoïde.

Le vendredi un médecin conseille l'application de cataplasmes. Dans la matinée la fièvre s'établit sans frissons et sans vomissements. Ce soir là, la mère s'aperçut d'un léger gonflement du bras qui alla en gagnant les parties inférieures, l'avant-bras, la main, pendant le jours suivants.

Dans la nuit du vendredi au samedi, la fièvre fut très violente ; il y eut beaucoup de délire, et cet état fébrile a continué jusqu'au mercredi, 11 février. Ce jour là il y eut moins de délire ; le sommeil devint possible.

Le 14, l'enfant a encore beaucoup de fièvre ; la langue

est sèche et très rouge, les lèvres sont recouvertes d'un enduit fuligineux. Température 40°,2.

Bras gauche. — L'épaule présente un gonflement énorme et l'on voit sur la face antéro-externe un vaste abcès très proéminent, qui va sous le grand pectoral jusque sur le thorax. Cet abcès est prêt à s'ouvrir, la peau est rouge, les veines sont dilatées à la surface. On sent la tête de l'humérus absolument mobile dans la cavité articulaire.

Le bras est le siège d'un œdème dur qui va jusqu'à la main. L'abcès descend jusqu'à l'union du tiers inférieur du bras avec les deux tiers supérieurs. Il occupe la région antéro-interne et postérieure du bras, il semble indiquer que le décollement est très considérable ; a sa limite inférieure on sent un épaississement des parties molles et du périoste.

Etat général. — Très fortement accusé, la figure exprime la stupeur. Lèvres recouvertes d'un enduit noir fuligineux ainsi que les gencives et la langue.

Opération. — Incision verticale de huit à dix centimètres de longueur à partir de l'extrémité antérieure de l'acromion à la partie moyenne du bras. Cette incision traverse la deltoïde et permet l'écoulement du pus. On constate que l'humérus est dénudé circonférenciellement sur une longueur de huit à dix centimètres. En présence de cet état local, joint à la gravité de l'état général, M. Lannelongue décide la résection de l'humérus et enlève son extrémité supérieure avec la tête. Il n'y a eu qu'à couper la capsule, car tous les muscles étaient détachés par l'abcès sous-périostique.

Le 16, l'enfant a passé une nuit agitée.

Le 18, la plaie ne suppure presque plus et a un aspect grisâtre. L'enfant est toujours agité.

Ses parents le transportèrent mourant chez eux.

En réunissant ces quelques faits à ceux de MM. Duplay, Giraldès, Perrier, nous avons obtenu un total de sept observations d'ostéomyélite aiguë traitée par la résection.

Dans ces sept cas les malades étaient âgés : 2 fois de 5 à 10 ans, 1 fois de 10 ans, 4 fois de 15 à 20 ans.

Les os affectés ont été : 5 fois le tibia, 1 fois l'humérus, 1 fois la clavicule.

L'opération fut pratiquée 3 fois du 5e au 15e jour, 4 fois du 10e au 30e, 6 fois le succès a couronné l'opération ; une fois seulement la mort a eu lieu. Il est vrai que dans ce cas la résection était faite dans des conditions particulières ; elle portait sur l'extrémité de l'humérus au lieu d'attaquer simplement le corps et par le fait même se rapprochant beaucoup plus d'une désarticulation.

Ces résultats sont bien dignes de fixer l'attention ; toute fois nous devons dire, pour que l'étude que nous avons entreprise soit fructueuse, quel a été le résultat définitif de l'opération.

Dans tous les cas la reproduction osseuse a été longue à se faire. Une fois même elle n'a pas été complète.

Toujours il y a eu un raccourcissement plus ou moins marqué ; raccourcissement qui s'est accompagné d'incurvation du tibia dans l'observation de Giraldès.

En résumé il ressort de ces faits cette idée générale, que la résection a préservé la vie des malades, mais n'a jamais donné de succès complet. A ce point de vue elle ne saurait donc être considérée comme aussi avantageuse que la trépanation.

Mais nous devons ajouter de plus qu'elle n'est applicable qu'à des os superficiellement placés et entourés de conditions particulières. En effet, alors que nous voyons le tibia, le péroné, réséqués séparément et se servant d'attelles, se raccourcir et s'incurver, on ne peut douter de ce qui adviendrait au fémur et à l'humérus, os isolés et soumis à une action musculaire puissante.

De plus, elle n'est pas applicable au début de la maladie : elle ne peut être adoptée qu'en présence d'une dénudation totale de la diaphyse. Avant que ces conditions soient réalisées, il peut survenir des complications qui la rendent impossible.

M. Verneuil (1), dans son appréciation de l'observation de Holmes appuie vivement sur cette considération, qu'un os dénudé n'est pas fatalement un os qui doit se nécroser : on s'expose donc à sacrifier par la résection plus que le nécessaire.

AMPUTATION

Les observations que nous avons réunies concernant l'amputation dans l'ostéomyélite aiguë sont au nombre de 24 ; nous les diviserons en amputations dans la continuité et amputations dans la contiguité ou désarticulations.

(1) Gaz. hebd., nos du 25 mai et 22 juin 1866.

Pion.   3

Amputations dans la continuité.

Age des sujets.	Os malades.
1......... à 3 ans	17 fois le tibia.
1......... à 8 »	1 fois le tibia et le fémur.
7 de 10 à 15 »	
7 de 15 à 20 »	
1 après.... 20 »	
1 à......... 46 »	

L'amputation a été pratiquée 10 fois avant un mois, 8 fois après ce temps.

Les résultats ont été sept morts et sept guérisons. Dans quatre observations la terminaison n'est pas consignée.

Des sept malades qui ont guéri, quatre avaient subi antérieurement la trépanation. Nous insistons sur ce fait, car il démontre de la façon la plus sensible que cette opération ne compromet en rien le succès d'une amputation consécutive. Nous ajouterons qu'elle offre même une garantie de succès daus le cas où l'on est obligé d'avoir recours à cette dernière opération.

Ostéomyélite aiguë du tibia. — Trépanation. — Arthrite purulente. — Amputation. — Guérison.

Bordenar (Catherine), âgée de 11 ans et demi, entre à l'hôpital Sainte-Eugénie, le 12 février 1880.

Renseignements. — Père mort de la poitrine à 32 ans.

La mère n'a eu, comme maladie, qu'un rhumatisme aigu qui a duré trois mois, à l'âge de 17 ans.

La petite fille n'a eu, en fait de maladie, que la rougeole vers l'âge de 5 ou 6 ans ; jamais de rhumatisme. Elle a eu, ces dernières années, quelques glandes en arrière des oreilles et au cou.

L'enfant se nourrit bien, mange de la viande tous les jours et boit du vin ; elle est occupée à soigner ses petits frères et se fatigue beaucoup.

Elle avait dans ces derniers temps une bonne santé, quand, il y a quinze jours, elle accusa quelques douleurs au pied gauche. La mère prétend qu'il y eut gonflement au niveau des chevilles et qu'elle dut mettre des cataplasmes. Peut-être était-ce un peu de lymphangite, car l'enfant présente au talon gauche quelques écorchures. Du reste, pas de fièvre, mais cependant la mère la fit coucher malgré elle.

Le 6 février, la jambe gauche était guérie, la petite fille accusa des élancements douloureux dans le mollet du côté droit. La mère lui appliqua un vésicatoire sur le point douloureux.

Dans la nuit du 17 au 18, la jambe commença à présenter du gonflement.

Le 19 apparut la fièvre, mais sans frissons ni claquement de dents. La nuit il y eut délire ; la petite fille a de la constipation plutôt que de la diarrhée.

Depuis cette époque jusqu'à son entrée à l'hôpital, l'appareil fébrile, les douleurs de plus en plus aiguës, n'ont fait que continuer.

Le 12, elle présente un aspect typhique prononcé : prostration, traits fatigués, pourtour des yeux décoloré, pommettes au contraire congestionnées.

Localement on constate un gonflement marqué de la jambe droite au niveau du tiers supérieur, le gonflement va en diminuant par en bas ; il est limité en haut et en bas par un bourrelet sensible au toucher. La peau est un peu rouge et chaude.

Lorsqu'on examine le tibia, par le toucher, on remarque que la sensibilité osseuse commence au niveau du tiers inférieur pour aller en augmentant à mesure qu'on s'approche du soulèvement dont nous avons parlé ; à ce niveau la moindre pression arrache des cris aigus à la petite malade.

Entre l'abcès périostique et le genou, le tibia est douloureux, mais médiocrement.

La cuisse droite est augmentée de volume d'une façon assez considérable ; à sa surface on constate l'existence d'un réseau veineux très développé ; elle est sensible à la pression, surtout à la partie interne et postérieure.

Les ganglions inguinaux ne sont ni engorgés ni douloureux.

L'enfant ne tousse pas ; on ne trouve pas de rhonchus dans la poitrine ; le foie ni la rate ne sont douloureux.

Opération. — Le 14, ouverture de l'abcès, il en sort beaucoup de pus. Le décollement du périoste s'étend depuis la tubérosité jusqu'au niveau du tiers inférieur sur les faces interne et postérieure du tibia.

M. Lannelongue applique trois couronnes de trépan sur l'os ; la supérieure au niveau de la tubérosité antérieure, au milieu du tissu aréolaire, les deux autres plus bas à 2 centimètres et demi environ de distance. Par chacune de ces ouvertures, il s'écoule du pus venant de l'intérieur de l'os. On pousse des injections phéniquées qui, entrant par un des trous du trépan, sortent par les autres en entraînant beaucoup de pus et des gouttelettes huileuses.

Le 15, la nuit a été assez bonne, ce matin, temp. 37,8, la suppuration est abondante ; par les trous du trépan sort un pus mélangé de petites particules osseuses. M. Lannelongue introduit par l'ouverture supérieure de la diaphyse une sonde cannelée au moyen de laquelle il brise les lamelles du tissu spongieux voisin, qu'il peut atteindre.

Le 17. Le gonflement de la cuisse a notablement diminué, mais il existe toujours un peu d'épanchement articulaire. Il ne sort plus de pus par les orifices trépanés, même lorsqu'on pousse énergiquement une injection avec la seringue.

Le 19. Il existe dans le mollet un véritable clapier purulent ; avec la main on fait venir dans la plaie une grande quantité de pus. Une contre-ouverture faite au niveau du creux proplité permet l'introduction d'un drain.

Le mollet est toujours imprégné de pus ; le genou est gros et douloureux : une ponction montre qu'il y a une arthrite franchement purulente.

L'état général n'est cependant pas mauvais, mais la température suit une marche ascendante ; ce matin elle arrive à 40°,4.

En présence de ces symptômes l'amputation de la cuisse paraît indispensable.

Le 21. L'articulation est moins tendue, moins douloureuse ; quand on la comprime on fait sortir du pus par la plaie.

On passe, au-dessous de la rotule, un drain allant d'un côté à l'autre de l'articulation.

Le 28. La température est très élevée, l'enfant mange peu ; on trouve un vaste décollement sous la peau de la cuisse ; on fait deux incisions, l'une à la partie antérieure de la cuisse, l'autre à la partie postérieure et on y passe deux drains remontant par l'incision faite à la face externe du genou.

Les symptômes généraux, tout en restant graves s'atténuent un peu.

Le 14 mars : l'amputation de la cuisse est jugée nécessaire et pratiquée au tiers moyen.

Le 15 mai. L'état général de l'enfant est excellent ; la cicatrisation, presque complète, n'a été entravée par aucun accident.

DÉSARTICULATIONS.

Les observations que nous avons pu réunir, concernant la désarticulation, sont au nombre de six ; l'une d'elle a été publiée par Chassaignac dans la *Gazette médicale* de 1854, les autres appartiennent à MM. R. Petit, Droin, Verneuil, Lannelongue.

Age du sujet.		Os malades.	
1.	13 ans.	Fémur.	4 fois.
4. de 15 à	20	Humérus	2.
1. . à . . .	30		

L'opération a été pratiquée du seizième au vingt-sixième jour.

Dans un cas seulement communiqué le 5 mai 1880 à la Société de chirurgie par M. Lannelongue, l'opération n'a eu lieu que trois mois après le début.

Les résultats consignés sont 4 fois la mort; 1 fois la guérison. Dans un cas la terminaison n'est pas relatée.

Toutes les désarticulations de cuisse ont été suivies de mort et généralement dans un espace de temps très court, variant d'une demi-heure à quelques heures.

CONCLUSIONS.

1° L'ostéomyélite aiguë, non traitée par les moyens chirurgicaux, est presque fatalement suivie de mort.

2° L'incision est une opération insuffisante dans plus de la moitié des cas, elle ne peut servir qu'à éclairer le diagnostic et à préparer une voie à d'autres opérations.

3° La trépanation doit toujours être appliquée au traitemement de l'ostéomyélite, et, autant que possible, à une période rapprochée du début.

Si l'affection dure depuis un certain temps, elle peut être insuffisante; l'évidement est alors indiqué comme moyen complémentaire.

4° La résection est applicable dans certains cas particuliers où les opérations précédentes ont échoué. Les résultats sont presque toujours défectueux.

5° L'amputation devient nécessaire par suite de l'extension des phénomènes inflammatoires et l'invasion d'une grande articulation. Il n'y a pas lieu de l'appliquer, comme le pensait Chassaignac, aussitôt que la présence du pus a été constatée dans le cylindre osseux.

6° La désarticulation est un moyen extrême qui laisse peu d'espoir de succès surtout lorsqu'elle s'attaque à une grande articulation, comme celle de la hanche ou de l'épaule.

Paris. — A. PARENT, imprimeur de la Faculté de Médecine, rue M. le Prince, 29-31.

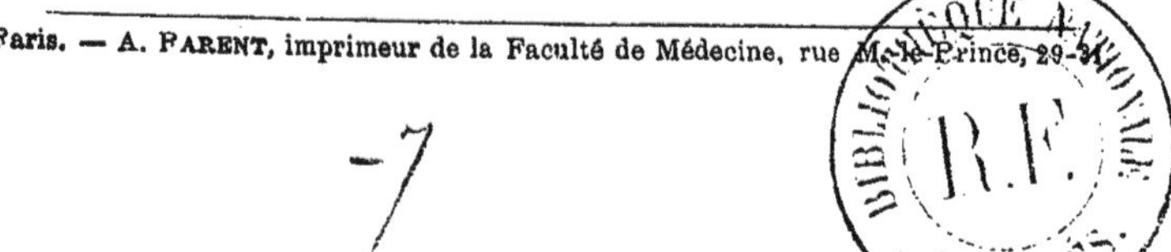

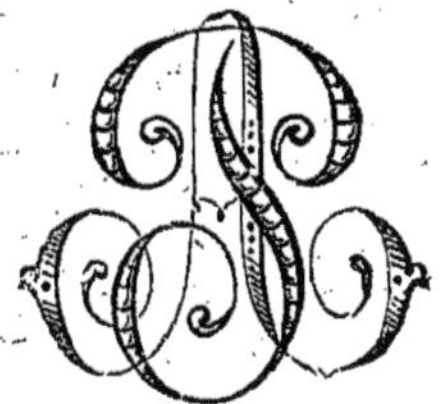